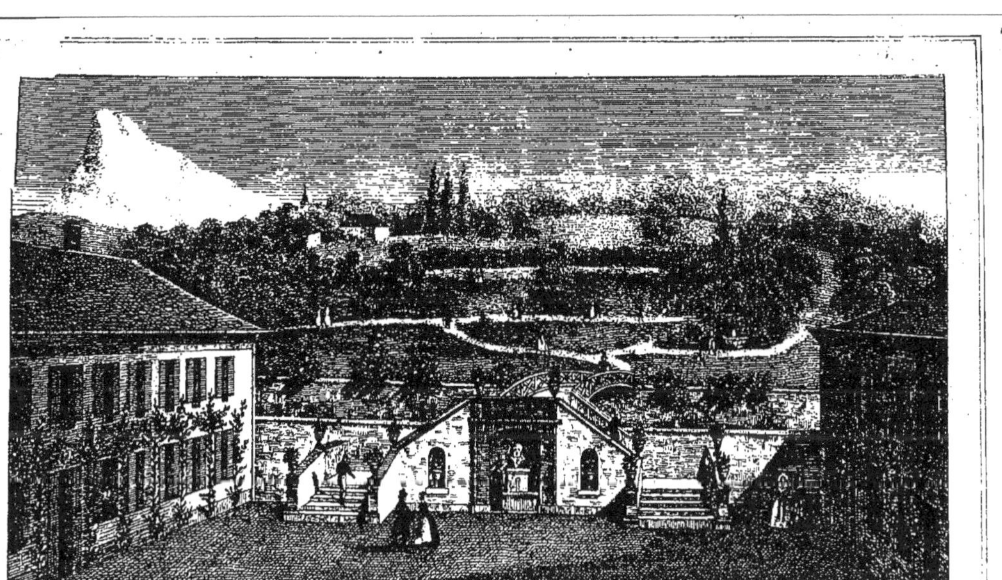

ETABLISSEMENT DES BAINS D'ÉVIAN.

ÉVIAN,

SOURCE ET BAINS D'EAUX MINÉRALES

ALCALINES ;

ET

AMPHION,

SOURCE D'EAUX MINÉRALES

FERRUGINEUSES ACIDULES.

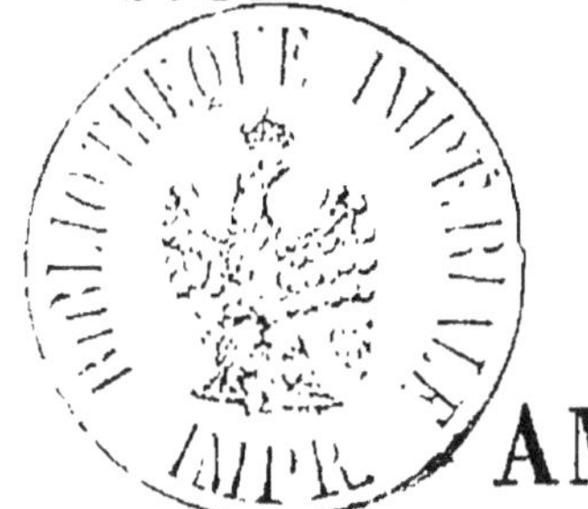

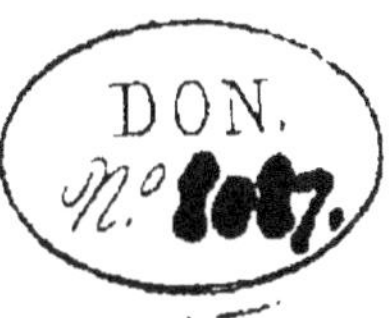

—

Seul Dépôt à Paris
DE L'EAU NATURELLE MINÉRALE ALCALINE D'ÉVIAN,
CHEZ I. GUITEL,
Entrepositaire général de toutes les Eaux minérales,
Rue Jean-Jacques Rousseau, 12, à Paris.

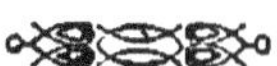

VALENCE,
IMPRIMERIE DE J. MARC AUREL, RUE DE L'UNIVERSITÉ, 8.
—
1847.

ÉVIAN.

SOURCE ET BAINS D'EAUX MINÉRALES ALCALINES.

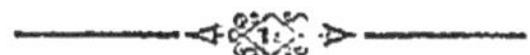

Les eaux minérales alcalines d'Evian en Savoie, auxquelles tant de personnes ont dû la guérison de maux douloureux, ne sauraient être trop connues. Déjà elles jouissent d'une réputation justement méritée par les cures importantes qu'elles ne cessent d'opérer et dont les bienfaisants résultats réjouiront tous ceux qui ont besoin d'un soulagement efficace.

C'est en 1789 que les précieuses propriétés des eaux minérales d'Evian furent mises en évidence par M. le marquis de Lessert d'Auvergne, qui ayant par hasard bu à la source, se trouva, en peu de temps, guéri d'une maladie qui le tourmentait depuis quinze ans.

Quelques autres guérisons également remarquables

éveillèrent l'attention, en sorte que MM. les docteurs Butini de Genève et Petit de Lyon, recommandèrent l'usage des eaux d'Evian, connues à l'origine sous le nom d'*Eau de Cachat*, parce que leur propriétaire d'alors, se nommait ainsi. La célébrité de ces eaux a crû en proportion des grands services qu'elles ont rendu dans toutes les maladies qui ont pour cause une irritation naturelle ou accidentelle des voies digestives et urinaires, ou quelque affection goutteuse.

La source produit une quantité d'eau toujours égale quelle que soit l'abondance des pluies ou la sécheresse. Cette eau est très-limpide et peut se conserver long-temps sans subir la plus légère altération. Sa température est presque invariablement de douze degrés centigrades, sa saveur est douce, fraîche et agréable, son contact sur la peau est savonneux, comme onctueux et communique à cet organe une grande souplesse.

Le professeur Tingry fit en 1808 le premier travail chimique complet sur ces eaux; il lut un mémoire sur ce sujet à la Société de physique de Genève. Peschier reprit ce travail en 1824 et confirma les résultats obtenus par Tingry en les traduisant dans les nouvelles dénominations établies alors par la nomenclature chimique. Enfin en mars 1844 les nouveaux propriétaires de l'établissement, voulant s'assurer si ces eaux n'avaient subi aucune modification dans leur existence chimique, s'adressèrent à une source capable d'inspirer la confiance la plus complète et chargèrent le célèbre chimiste Barruel, chef du laboratoire de la faculté de Paris d'en faire l'analyse.

Voici le résultat de ce travail :

La pesanteur spécifique est de 10,008, l'eau distillée étant 10,000. Chaque litre contient :

Acide carbonique libre . . . 24 millimètres cubes
Bicarbonate de chaux. . . . grammes 0,101.
    »   de magnésie . .   »   0,017.
    »   de soude. . . .   »   0,157.
Chlorure de sodium . . . .   des traces.
Glairine. . . . . quantité indéterm.

Le résultat de ce dernier travail démontre que la composition actuelle des eaux d'Evian est exactement la même que celle présentée par Tingry en 1808, et prouve que ce chimiste, quoique privé des ressources variées et nombreuses que la marche de la science a mises aujourd'hui à la portée des opérateurs modernes, avait su y suppléer par des soins minutieux et une perspicacité dignes d'admiration.

Comme on vient de le voir, les substances actives qui entrent dans la composition de l'eau d'Evian, sont les bicarbonates de soude, de magnésie, de chaux, et une faible proportion de chlorure de sodium, indépendamment d'une matière grasse, matière fort peu connue (quoiqu'elle se rencontre dans beaucoup de sources minérales) et qui avait fait le sujet d'un examen particulier de la part de Peschier. Une remarque intéressante et qui résulte surtout de l'analyse de Barruel, c'est l'absence complète de sulfate de chaux dans l'eau minérale d'Evian. Cette substance qui se rencontre dans presque toutes les eaux ordinaires ou minérales connues, pourrait expliquer par son absence dans celle d'Evian, la légèreté de cette eau à l'estomac et la facilité avec laquelle les personnes délicates peuvent en digérer des quantités considérables.

On peut déduire aussi de cette circonstance, la remarque faite fréquemment que plusieurs malades qui ne peuvent supporter les eaux de Vichy (qui contiennent du sulfate de chaux) n'éprouvent point les mêmes inconvénients par l'usage de celles d'Evian.

Les malades qui se rendent à Evian, se trouvent entourés de médecins nombreux et instruits, dont l'expérience peut seule servir de guide dans une matière, où la diversité des maladies et des tempéramments rendrait toute recommandation générale inutile ou imprudente.

Les propriétaires actuels des eaux d'Evian, jaloux de procurer tout le confort et l'agrément possibles aux personnes qui se rendent dans leur établissement, se sont empressés à y introduire de nombreuses et importantes améliorations. Des logements aussi propres qu'agréables ont été construits dans les deux ailes. Ces appartements sont meublés à neuf avec simplicité, mais avec toutes les commodités que l'on aime à trouver lorsqu on est appelé à se déplacer.

Un nouveau système de chauffage permet un service prompt. Un promenoir couvert, facilite l'exercice des personnes qui prennent les eaux en temps de pluie. Le service de la table ne laisse rien à désirer et M. le directeur donne avec empressement ses soins aux baigneurs.

La ville d'Evian, placée sous un beau ciel, et jouissant d'une douce température, est entourée de sites riches, de la plus belle végétation et de points de vue magnifiques. Les eaux du lac baignent ses murs, la célèbre route du Simplon traverse cette petite cité placée en face du beau canton de Vaud et à une très-petite distance des romantiques roches de Meillerie. Evian est à sept lieues de Genéve avec laquelle elle entretient des communications multipliées chaque jour. Chaque jour aussi on peut faire d'intéressantes excursions dans les montagnes voisines ou d'agréables promenades sur le Léman.

Après cette esquisse légère d'Evian, au centre de laquelle sont placés les bains, après avoir fait connaître la nature des eaux minérales alcalines qui y jaillissent, après avoir annoncé que les expéditions de ces eaux deviennent chaque année plus multipliées, soit pour répondre aux demandes directes, soit pour alimenter les dépôts créés dans toutes les principales villes, nous nous proposons de faire connaître l'opinion et les traitement opérés par MM. les docteurs, ce qui permettra d'apprécier la véritable vertu de ces bienfaisantes eaux.

Déjà M. le docteur Andrier a publié une excellente notice, que nous ne saurions mieux faire que d'analyser. Ce médecin dit :

On fait usage des eaux alcalines d'Evian sous toutes les formes et de toutes les manières, en boisson, en bains entiers, demi-bains, douches ascendantes et descendantes, en injonctions, lotions, etc. Leur mode d'emploi quant à la dose de la boisson, la durée et la température des bains étant soumis à diverses appréciations relatives à leur action sur la susceptibilité habituelle, aux résultats plus ou moins satisfaisants obtenus, comme aussi aux caractères et nuances des affections que les médecins sont appelés à traiter chez les malades qui leur sont adressés ou confiés, etc.

Cependant le plus communément on fait précéder l'emploi du bain par celui de l'eau en boisson, qui se prend le matin à jeun, et l'après-midi plusieurs heures après le repas, par verrées de six onces à un quart-d'heure de distance, soit au lit, au bain, soit en se livrant à quelque exercice sur les terrasses ou dans les allées des jardins.

Les principes minéralisateurs contenus dans les eaux d'Evian leur prête une action chimique qui se révèle notamment, dans l'acidité des premières et des secondes voies, la gravelle, les calculs d'acides uriques, de phosphate ammoniaco-magnésien, de phosphate de chaux, les concrétions tophacées, qui favorise la dissolution directe des éléments de ces calculs ou du mucus qui leur sert de lien d'union, neutralise les liquides qui par leur acidité ont de la tendance à se concréter et se déposer dans les voies urinaires, soit autour des articulations, pour occasionner la goutte ou la gravelle, isolément ou simultanément.

On sait en effet, que ces deux maladies fraternisent souvent, d'abord par leur alternative ou leur co-existence, ensuite par l'élément commun de leur organisation, l'acide urique et les sels qu'il constitue, enfin par l'identité de leur développement sous l'influence des mêmes causes, l'excès des matériaux nutritifs, l'intempérance, la vie sédentaire, etc.

Les propriétés lithrontriphiques des bicarbonates de soude, de chaux, de magnésie et des eaux minérales qui en contiennent, indiquées déjà par les auteurs anciens, Hoffmann, Syclenaw, Rivière, Morgani, etc., formant la base des célèbres remèdes de Joanna Stephens à qui, le parlement accorda une récompense; de Horace Walpole, Chittichs, ont été signalées par les auteurs modernes Brande, Darcet, Ch. Petit, Marjolin, Amussat Rayer, et dernièrement encore sanctionnées par l'autorité imposante de l'Académie de médecine de Paris, qui, dans sa séance du 9 avril 1859, M. Bérard rapporteur, reconnaît non-seulement aux eaux de Vichy, mais encore à toutes les eaux alcalines la propriété d'amoindrir, ramollir les calculs d'acide urique.

Si l'urine modifiée, ainsi que ses produits de sécrétion anormaux, l'acide urique, etc., devient alcaline

par l'usage de l'eau minérale, quelle action puissante
cette dernière n'exerce-t-elle pas sur les fonctions de la
vessie par son influence spéciale sur l'excrétion urinaire!
Outre cela la stimulation produite sur la peau, sur la
membrane gastro-intestinale, le ton imprimé aux organes assimilateurs, sécréteurs, innervateurs, déterminent dans l'économie d'une manière douce, insensible,
des crises salutaires et des perturbations avantageuses
suivies d'effets diurétiques, laxatifs, etc., qui bientôt
préparent la solution d'une foule de maladies.

Nous disons donc que : les eaux d'Evian témoignent
de leur particulière efficacité, dans les maladies des voies
digestives, du foie, de la rate, de la vessie, de la ma-
trice, dans la névralgie de ces organes ; au résumé dans
leurs lésions de circulation, de sécrétion, de nutrition
et d'innervation ; j'entrerai, continue l'habile docteur,
dans quelques détails relatifs aux effets généraux et spé-
ciaux que les eaux alcalines d'Evian déterminent dans
chacune de ces maladies.

Les eaux d'Evian, conviennent dans les affections spasmodiques de l'estomac et des intestins, elles excitent à
l'appétit, facilitent les digestions, combattent la dyspepsie, la gastro-entéralgie, gastro-entérite chroniques,
accompagnées de certains troubles fonctionnels, surtout
d'inappétence, de vomissement, d'éructation ou de ré-
gurgitation de substances acides, gazeuses ou liquides ;
leur usage neutralise les acides qui se forment pendant
ou après les digestions, dissipe l'état morbide de l'estomac, qui le dispose aux aigreurs, en réagissant sur le
système nerveux qui préside à ses sécrétions, de manière à lui donner l'excitation physiologique utile à l'ac-
complissement normal de ses fonctions.

L'association des bicarbonates de soude et de magnésie

explique leur effet laxatif et leur utilité dans la consti-
pation habituelle, dépendante d'une phlegmasie chronique de l'intestin, du défaut de contractilité des fibres
musculaires ou d'une diminution des sécrétions mu-
queuses ou biliaires.

Les eaux employées sous forme de bains tempérés, de
lavements ou de douches ascendantes, calment promp-
tement la tension, la douleur, qui accompagnent souvent les tumeurs hémorrhoïdales internes ou externes,
au point qu'au bout de peu de jours, elle se rident, s'af-
faissent, se réduisent à un très petit volume.

En 1844, dit le praticien, que nous extrayons, j'ai
obtenu dans cinq cas analogues cette heureuse issue, et
dans un surtout où existaient des hémorrhoïdes internes,
rouges, volumineuses et si douloureuses qu'elles don-
naient lieu à des contractions spasmodiques de l'anus,
déterminant encore sympathiquement la dysurie ou
l'ischurie. Les lotions, les lavements, les bains presque
froids, produisirent dès le premier jour un peu de ré-
mission dans l'état des souffrances du malade ; indiqué
par ce premier résultat, léger, mais sensible, j'obtins
de jour en jour un soulagement progressif et les tumeurs
devenant pâles, indolentes se dissipèrent peu à peu avec
le cortége des symptômes fâcheux qui les accompagnait.

Les eaux alcalines prises sous plusieurs formes, fon-
dent les engorgements visceraux du foie, de la rate, du
mésentère, de l'épiploon, dissipent l'ictère provenant
d'une phlegmasie du tube digestif, du foie, du défaut
d'innervation de cet organe, ou de l'obstruction des canaux biliaires par la présence de calculs : 1° En augmen-
tant la perméabilité de ces canaux ; 2° En opérant une
révulsion sur les reins et la muqueuse gastro-intestinale,
de manière à déterminer des évacuations abondantes de

bile ou de concrétions biliaires, de couleurs ou de consistances différentes.

On doit également attribuer l'action des eaux alcalines, à la prompte dissolution qu'elles exercent soit sur la matière jaune qui teint les organes, comme le pense M. Andral, professeur de pathologie générale à l'école de médecine de Paris, soit sur la matière colorante qui, formant la majeure partie des concrétions, leur ôte de la consistance, du volume et rend ainsi leur expulsion plus facile, de même que l'observe M. Fauconneau-Dufresne, qui ne connaît point de traitement plus rationnel de dissoudre les calculs biliaires que l'usage abondant des eaux alcalines (¹).

L'opinion de ces trois graves auteurs se trouve pleinement confirmée par les résultats que j'ai obtenus à diverses reprises et aussi dans le traitement de plusieurs malades affectés d'hépatite chronique, d'hypertrophie de foie compliquées de dyspepsie, de gastro-enteralgie, de vomissements, qui tous ont dû aux eaux d'Evian une guérison complète ou une bien grande amélioration dans leur état maladif.

Ces eaux exercent également une heureuse influence dans la néphrite, la cystite, simples ou calculeuses, le catharre de l'urètre, de l'utérus, la névralgie de ces organes. Les gravelleux et les calculeux qui en font usage éprouvent souvent du calme dès le premier jour : 1º Parce que chez les premiers, les urines sécrétées plus abondamment et sans douleur, charient des doses toujours croissantes de graviers qui se déposent sous forme

---

(¹) *Bulletin de Thérapeutique*, avril 1845; et M. Bouchardat, *Annuaire de Thérapeutique* pour 1845.

d'acide cristallisé, ou sous tout autre forme suivant la nature ou l'espèce de gravelle ; 2º Parce que les calculs, même un peu volumineux, se couvrent d'une sorte d'urate alcalin dont le contact onctueux, modifie avantageusement l'âpreté de leur surface, pour leur frayer ensuite une route facile et glissante à travers les uretères et le canal de l'urètre. Je n'hésite pas à croire que les eaux alcalines d'Evian seraient utilement conseillées dans la présence de calculs volumineux qui, devenant plus friables, seraient plus aptes à subir le broiement.

Non-seulement elles expulsent les calculs et la gravelle, calment et suspendent l'hématurie, les coliques néphrétiques, occasionnées par leur présence dans les reins, par leur arrêt à l'orifice ou sur le trajet des uretères, mais elles dégagent la vessie des urines glaireuses qui épuisent les malades affectés de cystite muqueuse et cela avec d'autant plus de succès, qu'elles rétablissent les fonctions digestives toujours perverties dans ces conjonctures.

Fréquemment témoin du succès avec lequel MM. Civiale, Leroy-d'Etiolles, Souberbielle, Ségalas de Paris, Riberi de Turin, Mayor et Maunoir de Genève conseillaient les eaux alcalines d'Evian aux malades qu'ils ont opérés par la lithrotripsie, j'ai constaté que leur usage déterminait la sortie de fragments et du détritus résultant de l'écrasement de la pierre, dont le séjour dans la vessie deviendrait infailliblement l'origine d'une nouvelle formation de calculs, que la sécrétion muqueuse qui accompagne la présence de ces fragments était entraînée au dehors et que l'inflammation qui doit suivre l'opération était toujours prévenue ou combattue.

On obtient de très-bons effets de l'eau d'Evian en injections ou irrigations dans la vessie au moyen de sondes

à double courant de M. Jules Cloquet : 1º Dans la cystite muqueuse simple, qui est une maladie purement
locale, et par ce motif, doit avec fruit être attaquée loca-
lement; plus encore, dans la calculeuse pour désobstruer
l'organe des mucosités qui enveloppent les calculs et les
rend refractaires à l'action des alcalis, ainsi que l'a
signalé M. Ch. Petit, inspecteur adjoint des eaux de
Vichy ; 2º Dans l'incontinence d'urine due à un relâ-
chement, à l'atonie du col ou du corps de la vessie ;
5º La rétention dépendante de l'abolition de la contractilité de la semi-paralysie de l'organe excréteur de l'u-
rine ; 4º Dans l'hématurie provenant de la surdistention
des parois vésicales par le séjour forcé de l'urine avec
spasme du col ou atonie du corps.

Dans deux cas d'incontinence d'urine, due aux causes
sus-signalées, avec une névralgie ou extrême irritation
du col, comme on le remarque presque toujours dans
cet état morbide, j'ai eu recours avec assez de bonheur
à ce traitement local, qui marchait de front avec l'emploi combiné des bains froids, douches de même sur le
périnée, le bas ventre, la partie interne et supérieure
des cuisses. Je commençai dans ces deux cas par l'in-
troduction d'une sonde en gomme élastique d'un petit
calibre, pour respecter la vive sensibilité du col de la
vessie débarrassée de son contenu, je pratiquai d'abord
des injonctions tièdes, puis froides et pour le reste je
me conduisis avec les précautions que nous indiquaient
MM. Civial et Leroy, le premier dans son service spé-
cial des maladie des voies urinaires à l'hôpital Necker,
le second dans ses leçons publiques sur cette spécialité
faite à l'école pratique, pour augmenter graduellement
le calibre des sondes, les retirer et régler l'écoulement
du liquide injecté, ou de l'urine, suivant la diminution
ou l'augmentation de la contractilité de la vessie.

Les personnes du sexe, nerveuses, irritables, éprouvant des douleurs à la vulve, un excès de sensibilité des organes génitaux, des écoulements leucorrhéiques et divers symptômes morbides dépendants d'un état pathologique de l'utérus (engorgements, érosions, ulcérations) exerçant en outre leur sympathie sur des organes situés au loin, se trouvent admirablement bien des eaux alcalines d'Evian administrées en bains, douches ascendantes, dirigées vers l'organe primitivement et essentiellement malade, ou de toute autre manière suivant le cas ou l'indication.

L'utilité de l'eau d'Evian dans la goutte articulaire a été démontrée pour la première fois, il y a maintenant bien des années en la personne d'un ministre anglais, habitant la Suisse, atteint tout à la fois de la goutte et de la gravelle. Ce malade, que le seul espoir de se délivrer de cette dernière infirmité conduisit aux bains d'Evian, fut doublement satisfait de leur action bienfaisante, non-seulement ils le guérirent de la gravelle, mais encore de l'accumulation des tophus qui déformaient plusieurs articulations phalangiennes de ses doigts et de ses mains.

Plusieurs autres faits saillants prouvent l'efficacité de ces eaux dans la maladie qui nous occupe et sont de notoriété publique, quoique non encore publiés, et je les livre avec toute confiance à l'appréciation de mes confrères qui les utiliseront au profit de l'humanité souffrante, maintenant surtout qu'il est reconnu que les douleurs de goutte, ont dans leur origine une grande analogie avec celles des concrétions vésicales.

Il résulte de l'observation de ces faits, comme aussi de la longue expérience de docteurs nationaux ou étrangers :

Que les eaux minérales alcalines d'Evian sont d'une éfficacité incontestablement avéré dans la goutte articulaire. Qu'elles rendent les accès de cette maladie moins fréquents, moins longs, douloureux et intenses, dans les années qui suivent la cure, surtout la première. Enfin, que pour une plus grande garantie de succès, les malades devraient répéter la cure pendant deux ou trois années consécutives selon le besoin.

Se soumettre aux diverses prescriptions hygiéniques imposées par les conditions de leur état de santé, suivre une diète presque exclusivement végétale et autant que possible se mettre à l'abri de l'humidité, des vicissitudes atmosphériques qui exercent une influence prononcée sur le retour des accidents.

Rien n'égale en thérapeuthique l'efficace application de ces eaux dans certaines maladies chroniques de la peau, où les alcalins sont indiqués, les efflorescences cutanées, les formes populeuses de ces affections psoriques, telles que les variétés de lichen, prurigo soit étendues sur une grande surface de cette muqueuse, soit localisées sur les partie génitales externes, la marge de l'anus, le périnée, etc.

Telles sont les recommandations de M. le docteur Andrier et des docteurs d'Evian. Chacun verra dans ces détails, le désir que ces médecins éprouvent que les malades recouvrent la santé, et aussi que leurs confrères à l'étranger, puissent juger des ressources curatives et des soins qui se rencontrent aux Eaux et aux Bains d'Evian.

AMPHION.

Au nombre des sources minérales ferrugineuses qui existent aux environs d'Evian, il en est une qui mérite une citation toute spéciale par son degré d'énergie et d'efficacité, je veux parler de l'eau minérale ferrugineuse, acidule ou gazeuse d'Amphion.

Déjà très-connues avant la révolution de 1789, elles furent honorées pendant plusieurs années successives de LL. MM. le Roi et la Reine de Sardaigne, du Prince et de la princesse de Piémont, de la Duchesse du Chablais et de leur brillante suite. Ces eaux ont eu leurs vicissitudes; délaissées assez long-temps par la grande affluence des étrangers qui s'y rendaient, elles se relèvent de l'oubli, dans lequel un caprice insaisissable de la mode les avait plongées, et tout fait espérer que

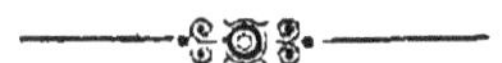

par une active sollicitude de la nouvelle administration des bains d'Evian, elles regagneront leur prospérité première.

La fontaine d'Amphion distante d'un tiers de lieue d'Evian, occupe une position séduisante sur le versant d'une colline belle de culture et de végétation, ombragée d'arbres gigantesque qui donnent par leur variété et leur distribution un aspect agréablement pittoresque.

En face de la fontaine, abritée par un hangar, se trouve une fort jolie promenade bordée de peupliers et un édifice d'une construction simple, élégante, renfermant un vaste salon ayant vue sur le lac.

On peut s'y rendre pédestrement ou par la voie d'un omnibus qui fait ce trajet matin et soir, sans parler des voitures à volonté, mises à peu de frais à la disposition des étrangers.

Cette eau minérale acidule, d'une odeur ferrugineuse bien caractérisée, froide, limpide, invariable dans sa température et son abondance, exhale une odeur sulfureuse par les temps d'orage et d'électricité, elle dépose sur son passage un sédiment rouge, ocreux.

Analysée pour les premières fois en 1772 et en 1786 par M. Tingry, elle mérita en outre de la part de ce chimiste distingué un mémoire signalant ses vertus médicinales, qu'il lut à la Société de physique de Genève en 1808. Il résulte de cette analyse, que l'eau d'Amphion contient un élément prédominant : le fer, une quantité notable de gaz acide carbonique libre, indépendamment de la dose de cet acide, utilisée à carbonater le fer et les alcalis qui lui sont associés, tels que l'hydrochlorate de chaux, les proto-carbonate de soude, les carbonate de chaux, de magnésie, alumine et silice; près de sept grains de ces sels combinés par livre d'eau.

L'eau ferrugineuse, comme la plupart des eaux de cette nature, s'altère au contact de l'air et ne supporte pas le transport, comme cela arrive à toutes les eaux qui contiennent des sels de fer.

Sous l'influence de la compression, l'eau pouvant dissoudre cinq ou six fois son volume de gaz acide carbonique, il est à présumer que l'on favoriserait la dissolution des éléments ferrugiueux de l'eau d'Amphion, en la saturant d'une plus grande quantité de ce gaz comme on le pratique pour les eaux minérales artificielles, c'est au moins un essai que j'engagerai à faire dans le but de rendre cette eau plus homogène et susceptible d'être exportée.

Cette eau ne se prend qu'en boisson, en commençant par un ou deux verres, matin et soir, pour augmenter ensuite graduellement, suivant l'âge, la tolérance de l'estomac et la nature de la maladie.

Tonique, apéritive, emménagogue, l'eau d'Amphion, à l'instar des eaux minérales fortement gazeuses, porte à la tête, cause de l'ivresse, un besoin invincible de dormir ; aussi son administration réclame-t-elle de la part du médecin une grande circonspection, et du côté des malades une extrême docilité.

Sévèrement contre-indiquée chez les sujets plethoriques, irritables, elle rend la vie à ceux qui sont pâles ; anémiques, d'une constitution molle, énervés par les excès ; elle active l'hématose du sang qu'elle rend plus fibrineux, coagulable, elle colore les tissus ; en un mot sous l'empire de sa bienfaisante influence, l'assimilation, la circulation la respiration, la nutrition se rétablissent dans une parfaite intégrité. Ces propriétés générales la rendent utile dans les maladies suivantes :

Dans la langueur des fonctions digestives par défaut

d'énergie vitale de l'estomac ; la diarrhée chronique, les hémorrhagies passives, le flux hémorrhoïdal immodéré, la gastralgie leucorrhéique.

Dans les maladies du système lymphatique, scrofules, rachitisme, dans les affections vermineuses, l'œdème chronique, l'hydropisie, les engorgements visceraux succédant aux fièvres de long cours.

Dans la chlorose, l'aménorrhée par faiblesse, les troubles de la menstruation, qu'elle provoque, modère ou suspend ; dans les névralgies dépendantes de la chlorose, dans la stérilité, en guérissant des infirmités nuisibles à la conception, le prolapsus utérin.

Dans la faiblesse virile, la blennorrhée, l'atonie, l'inertie, la paralysie de la vessie, l'incontinence d'urine nocturne, l'hématurie passive.

Au demeurant, les eaux d'Amphion constituent un agent thérapeutique des plus précieux dans cette nombreuse classe de maladies appyrétique qui commandent l'emploi des toniques.

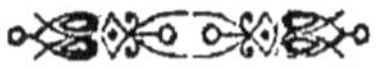

Seul Dépôt à Paris

De l'Eau naturelle minérale alcaline d'Évian,
CHEZ I. GUITEL,
Entrepositaire général de toutes les Eaux minérales,
Rue J.-J. Rousseau, 12 , à Paris.

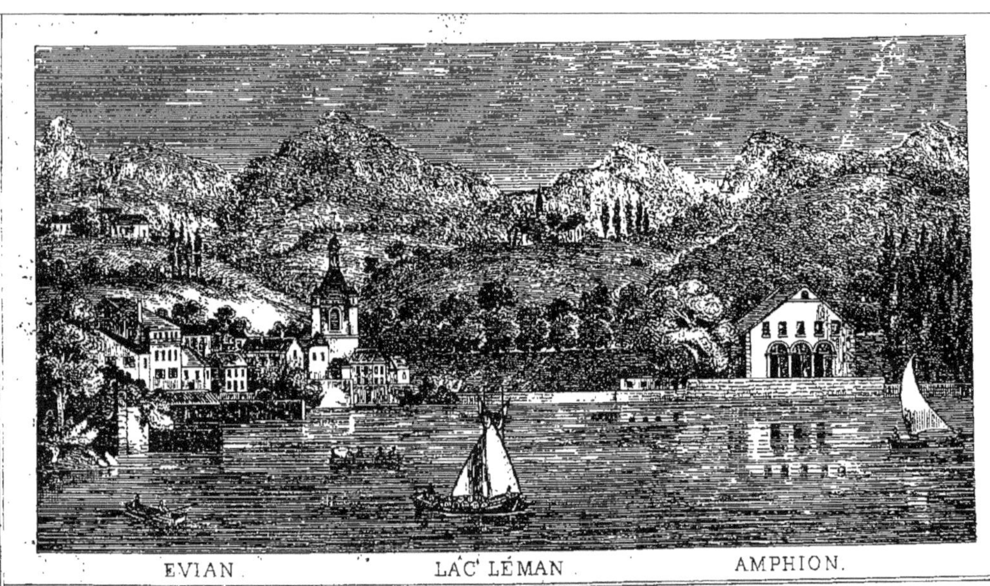

EVIAN.
LAC LÉMAN.
AMPHION.
Lith Schmid a Genève.

9 782329 091389